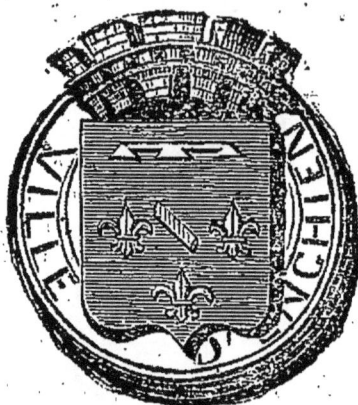

Décret d'utilité publique

DU 18 JUILLET 1865

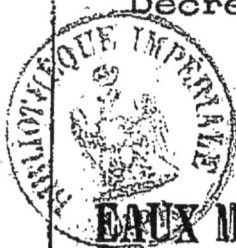

DES

EAUX MINÉRALES SULFUREUSES

D'ENGHIEN

DANS

LE TRAITEMENT DE LA TUBERCULISATION PULMONAIRE

ET DANS

LES MALADIES DE POITRINE QUI ACCOMPAGNENT

CETTE AFFECTION.

OUVRAGES

SUR ENGHIEN

Analyse chimique de l'Eau sulfureuse d'Enghien, pour servir à l'histoire des Eaux sulfureuses d'Enghien, par MM. DE FOURCROY, médecin de la Faculté de Paris, et DE LAPORTE, médecin de la Société Royale de médecine de Paris, 1788.

Des Eaux d'Enghien au point de vue médical, par les Docteurs DE PUISAYE et LECOMTE.

Aperçu topographique et médical sur les Eaux minérales d'Enghien, par le Docteur DAMIEN.

Essai sur la Thérapeutique des Eaux minérales d'Enghien, par le Docteur PERROCHET.

Une Saison aux Eaux d'Enghien, par le Docteur RE-VEILLÉ-PARISSE.

Lettres sur les Eaux minérales d'Enghien, par A. CHE-VALIER, chimiste.

Enghien et la vallée de Montmorency, par Eugène GUINOT.

Analyse des Eaux sulfureuses d'Enghien, par le Docteur REVEIL, professeur agrégé à la Faculté de Médecine de Paris.

De l'Inhalation sulfureuse et de la Pulvérisation dans le traitement des maladies des voies respiratoires, par le docteur DE PUISAYE.

Coup-d'œil médical sur les Eaux sulfureuses d'Enghien.

Notice sur les Eaux sulfureuses d'Enghien et les maladies qu'elles guérissent.

Thermes d'Enghien.

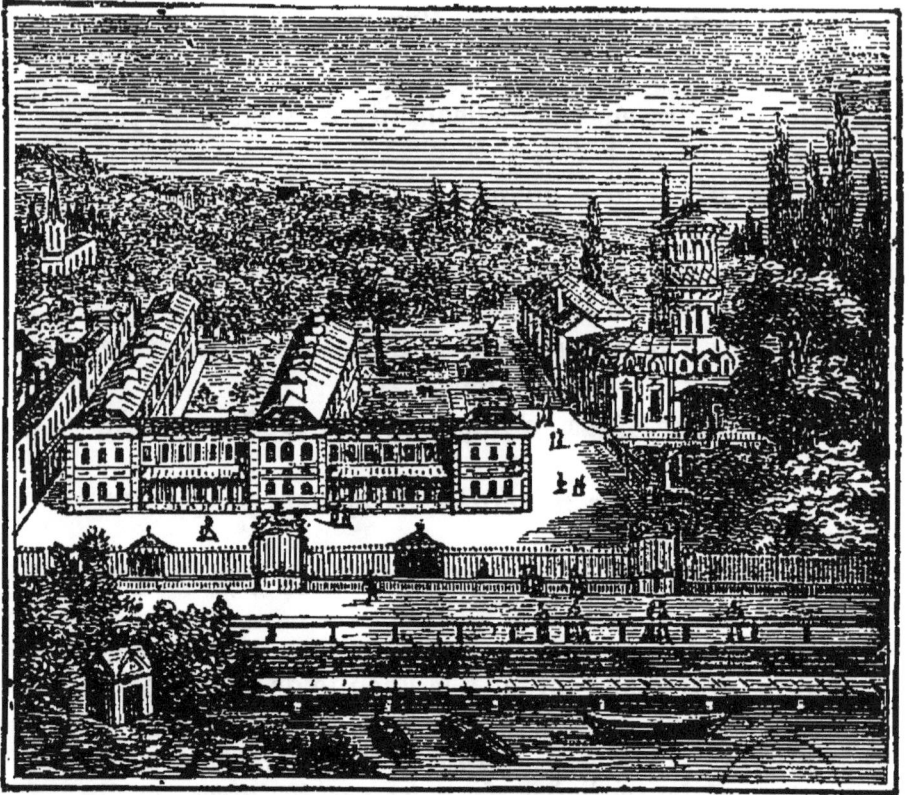

Vue des Thermes d'Enghien.

DES

EAUX SULFUREUSES

D'ENGHIEN

DANS LE TRAITEMENT DE LA TUBERCULISATION PULMONAIRE
ET DANS LES MALADIES DE POITRINE
QUI ACCOMPAGNENT CETTE AFFECTION.

PAR LE

Dr C. DE PUISAYE

Inspecteur des Thermes d'Enghien,
Lauréat de l'Académie Impériale de médecine,
membre fondateur et vice-président de la Société d'hydrologie
médicale de Paris, chevalier de la Légion d'honneur.

———— ◦◇◦ ————

DEUXIÈME ÉDITION

— ◦◇◦ —

PARIS

IMPRIMÉ PAR CHARLES NOBLET

RUE SOUFFLOT, 18.

—

1868

DES

EAUX SULFUREUSES D'ENGHIEN

DANS LE

TRAITEMENT DE LA TUBERCULISATION PULMONAIRE

Les ravages que la phthisie pulmonaire exerce sur nos populations en font une des maladies les plus redoutées; il n'est pas d'affection qui ait inspiré plus d'intérêt, et qui ait excité davantage les recherches des hommes de l'art.

Les ouvrages qui traitent de cette maladie, le nombre infini de moyens qui ont été conseillés traduisent notre impuissance! Pas de nouveau corps que la chimie ne découvre, pas de plante nouvelle que le botaniste n'étudie, ou que le voyageur ne rapporte, qui ne soient immédiatement essayés, et qui ne viennent grossir le

nombre de moyens și infructueusement em-
ployés.

Faut-il s'abandonner au découragement? En
serions-nous réduits à rester simples spectateurs
vis à vis de cette maladie redoutable? Doit-on
accuser les médecins d'indifférence? La preuve
du contraire est facile, car il n'est pas d'année où
un nouveau traitement ne soit conseillé.

Les excellents travaux de Bayle, de Laën-
nec, de M. Louis, et ceux plus récents de
MM. Hérard et Cornil, ont puissamment con-
tribué à éclairer l'étiologie et à perfectionner
le diagnostic, ils ont aussi imprimé une direc-
tion nouvelle aux esprits qui se sont occupés
du traitement de la phthisie. J'applaudis pour
ma part, et de grand cœur, aux efforts tentés
par mes confrères, surtout à ceux de notre
collègue M. Amédée Latour, qui est venu réveiller chez les médecins l'espoir d'arrêter la
phthisie dans sa marche, peut-être même d'arriver à la guérir.

Je ne m'étendrai pas sur les divers modes de
traitement mis en usage contre la phthisie;
je dirai seulement que, dans le nombre, les uns

s'adressent plus particulièrement à la production morbide elle-même, les autres à l'état général, ayant surtout pour but de modifier la constitution. Je regarde ces derniers surtout comme efficaces, et je rangerais volontiers parmi eux la médication thermale sulfureuse, s'il s'agissait d'une maladie autre que la phthisie. On conçoit, en effet, que les eaux minérales, par leur nature essentiellement reconstitutrice et modificatrice, impriment un changement général à l'économie.

Ces effets ne sont pas spéciaux aux eaux minérales : on les rencontre également dans certains médicaments tels que le soufre, le fer, l'iode, le mercure, le quinquina ; mais, en thèse, aucun d'eux n'est supérieur aux eaux minérales qui, par leur facilité d'assimilation, offrent des résultats plus tranchés et plus rapides.

La question du traitement de la phthisie est un des grands problèmes de l'hydrologie médicale. Il serait résolu si l'on s'en rapportait exclusivement à la vogue de certaines eaux, et à l'habitude que les malades ont prise d'y aller chercher quelquefois la guérison, mais le plus souvent un soulagement à leurs maux.

Beaucoup d'eaux minérales de nature très-diverse sont employées dans le traitement de la phthisie : les unes bicarbonatées sodiques comme le Mont-Dore, Ems, les autres chlorurées sodiques comme Kreuznach, Salins, Nauheim ; enfin les sulfureuses chaudes à base de soude, les Eaux-Bonnes, Cauterets, Amélie-les-Bains, le Vernet. Puis les sulfureuses froides à base de chaux, telles que Enghien, Allevard, etc.

Je ne veux examiner ici que les eaux sulfureuses d'Enghien, les seules qu'il m'ait été donné d'étudier plus spécialement. Je m'appliquerai seulement à décrire leur action physiologique, à fixer les indications et les contre-indications de la médication sulfureuse.

ACTION DES EAUX SULFUREUSES D'ENGHIEN SUR LA PHTHISIE TUBERCULEUSE.

Quand on administre à un tuberculeux l'eau sulfureuse d'Enghien, on ne tarde pas à voir se manifester deux effets tout à fait distincts. L'un n'appartient pas à la médication sulfureuse proprement dite, mais lui est commun avec toute médication thermale; l'autre est tout spécial aux eaux sulfureuses.

Le premier effet que l'on observe, c'est une action bien évidente sur l'état général, caractérisée par l'activité imprimée aux fonctions des organes de nutrition déjà si profondément lésés; c'est la diminution, puis la disparition de cette dyspepsie, de ces vomissements dont parle M. Bourdon, de cette diarrhée qui commençait à fatiguer le malade et qui, dans les derniers temps de la maladie, constitue, avec les sueurs, la fièvre continue, la période colliquative et ultime.

Les fonctions de relation se ressentent de cette heureuse modification; les forces qui étaient abattues se relèvent; le malade semble revenir à la santé.

Cette action initiale de la médication sulfureuse se rencontre dans toutes les périodes de l'affection tuberculeuse, aussi bien au premier qu'au troisième degré. Elle ranime l'espoir, tant chez le médecin que chez le malade, et si elle

2

ne suffit pas à la guérison de la maladie, elle contribue à en arrêter la marche.

Aussitôt que cette action initiale sur l'état général se fait sentir, voici les phénomènes locaux que l'on observe : les fonctions de la respiration et de la circulation sont stimulées ; la toux devient fatigante, l'expectoration plus abondante, le pouls s'accélère ; au bout de la première semaine une modification sensible s'est opérée dans l'état local. Si l'on a affaire à une phthisie au premier degré compliquée de pneumonie ou de bronchite chronique, ces maladies étant par elles-mêmes un obstacle à la libre entrée de l'air dans les poumons, c'est d'abord sur ces complications que les eaux exercent leur salutaire influence.

Il est facile de s'assurer, à l'aide du stéthoscope, de la rapidité avec laquelle cette résolution marche quand on a eu le soin de modérer la médication.

Si la médication a été poussée trop loin et si elle n'est pas suspendue en temps opportun, cette stimulation locale, qui a fait justice des maladies concomitantes, continue son action sur le parenchyme pulmonaire et favorise le ramollissement des tubercules.

Ainsi, malgré le retour de l'appétit ; malgré la disparition à peu près complète de la dyspnée, de la toux, de l'expectoration ; malgré enfin l'amélioration constatée par le médecin et ressentie par le malade, la maladie a passé comme insensiblement de la première à la deuxième période.

La maladie arrivée à la période de ramollissement, les mêmes effets locaux et généraux se présentent. Quand la médication a été heureusement conduite, il se fait dans les signes stéthoscopiques les modifications suivantes.

Les râles sont-ils nombreux, humides, existe-t-il des gargouillements, de la pectoriloquie, ces symptômes de ramollissement disparaissent peu à peu et sont remplacés par des râles secs. En même temps, l'expectoration, qui dans les premiers jours s'était accrue, diminue graduellement, change de nature et finit par être réduite à un état muqueux. L'état général participe d'ordinaire à cette amélioration ;

la dyspepsie, la diarrhée, les sueurs disparaissent, et le malade entre alors dans une période
d'amélioration telle qu'il peut entrevoir la guérison.

Je ne chercherai pas à donner l'explication
du mode d'action des eaux sulfurées ; je ne
dirai pas, avec notre collègue M. Dufresse de
Chassaigne (1), que l'eau sulfurée a pour effet
de décomposer la matière tuberculeuse contenue dans le sang et déposée dans les poumons ;
avec M. Vogler (2), que les eaux d'Ems, qui
sont employées dans le traitement de la phthisie, par leurs propriétés altérantes et fondan-
tes, sont propres à amener la dissolution et la
résorption de la matière tuberculeuse. Pour
moi, comme pour la plupart des médecins
d'eaux minérales, si le tubercule par lui-
même échappe à l'influence de cette médication, celle-ci, dans les parties restées saines,
augmente la force de résistance à la diathèse
tuberculeuse.

(1) Dufresse, *Guide des malades aux eaux de Bagnols.*
(2) Vogler, *De l'usage des eaux d'Ems.*

En effet, l'observation clinique nous apprend que la médication sulfurée agit spécialement sur le parenchyme pulmonaire par la modification qu'elle imprime à ses produits pathologiques. Qu'on appelle cette action stimulante, substitutive, élective, peu importe le mot : l'essentiel, c'est que le fait existe, qu'il se reproduit constamment, aussi bien dans la phthisie que dans les autres affections chroniques de la poitrine ; l'exception est chose rare.

Je ne chercherai pas non plus à quelle substance contenue dans les eaux minérales on doit attribuer cette action : ces eaux agissent comme un tout composé. Dissociez les éléments qui les composent, et les résultats ne seront plus les mêmes. Peut-on obtenir par l'emploi du soufre et des sels, dans les diverses combinaisons où ils se trouvent, des effets analogues à ceux obtenus par les eaux ? non sans doute ; c'est donc bien aux eaux minérales et à elles seules que sont dus ces résultats.

Etant donc établi le mode d'action des eaux sulfureuses d'Enghien, examinons maintenant quelles sont les indications et les contre-indi-

cations de leur emploi dans la phthisie pulmonaire.

L'hérédité, l'âge, le sexe, ne nous fournis-
sent aucune donnée spéciale. Il n'en est pas
de même du tempérament, et d'une série de
causes débilitantes qui auront agi pendant un
temps suffisamment long pour imprimer à la
maladie un caractère asthénique. Aussi les
eaux sulfureuses sont-elles surtout indiquées
chez les sujets à tempérament délicat, à constitution débile où le lymphatisme et les scro-
fules jouent le premier rôle.

Ce fait me paraît être accepté par les médecins d'eaux minérales. C'est l'opinion du docteur
Andrieux qui dit en parlant des Eaux-Bonnes :
« Elles conviennent surtout dans ces états
asthéniques liés à une diathèse générale et
surtout aux phthisiques d'un tempérament
scrofuleux ou lymphatique. »

C'est aussi l'opinion de M. Darralde, qui dit
que les individus doués d'une constitution forte
se trouvent moins bien des Eaux-Bonnes que
ceux qui sont d'une constitution plus débile.
Enfin, c'est également ce que 'ai observé aux

eaux d'Enghien ; et ce fait était pour moi si évident que j'avais émis cette proposition : *Les eaux d'Enghien conviennent non-seulement dans la diathèse tuberculeuse, mais encore dans les maladies affectant les sujets qui portent en eux le germe du tempérament scrofuleux ou lymphatique.*

En raison de l'action des eaux sulfureuses d'Enghien sur la surface tégumentaire, et de l'activité qu'elles impriment à la circulation capillaire, la médication thermale s'emploie avec avantage dans ces cas où l'on craint que la suppression d'une ancienne affection herpétique, d'un flux humoral ou sanguin, n'ait été la cause déterminante de la maladie. Et ici, il ne faut pas croire que ces repercussions ou rétrocessions soient des causes étiologiques banales. S'il est en pathologie minérale un fait dont les médecins soient assurés, c'est à coup sûr l'influence de la disparition de ces états morbides relativement à la production de certaines maladies chroniques.

A quelle période de la maladie tuberculeuse la médication thermale sulfureuse doit-elle être employée?

M. Darralde admet qu'elle est applicable à toutes les périodes ; il n'en excepte que la phthisie aiguë qui est « accidentelle, non circonscrite, et encore, ajoute-t-il, il faut combattre cet état aigu ; et lorsque l'on s'en est rendu maître, on peut alors avec sécurité employer les eaux, à la condition d'en user avec modération dans la crainte de réveiller un état phlegmasique. »

Le docteur Andrieux (1) considère les eaux sulfureuses comme applicables seulement dans la première période, à moins, dit-il, qu'il n'y ait complication d'abcès résultant de pneumonie chronique.

Pour nous, notre opinion est un peu différente de celle de ces honorables confrères, et sans rejeter la médication thermale à la première période, nous la croyons plus appropriée à la seconde.

Il est généralement admis par les médecins hydrologues que la médication sulfureuse s'adresse surtout à ces états de l'économie dans

(1) *Essai sur les Eaux-Bonnes.*

lesquels les fonctions générales sont troublées. Ces états se rapportent à des affections semblables à la Chlorose par exemple, ou bien ils sont sous l'influence d'une diathèse particulière. Certaines eaux minérales agissent sur le principe même de la diathèse; il en est d'autres qui n'ont d'action que sur ses manifestations pathologiques.

Ainsi nous voyons des individus chlorotiques dont l'état est amélioré aux eaux sulfureuses, et qui jusqu'alors n'avaient pu être soulagés par la médication soit tonique, soit ferrugineuse. La médication sulfureuse d'Enghien nous a même offert un phénomène particulier : des sujets dont l'estomac ne supportait ni le fer, ni les toniques purs, pouvaient, après avoir fait usage des eaux sulfureuses, s'assimiler ces diverses substances. La Chlorose n'était pas guérie sans doute, car nous n'avions fait entrer dans le sang aucun atome de fer, mais la médication thermale avait eu simplement pour but de réveiller une fonction pour ainsi dire pervertie, et de rendre ensuite l'organe plus apte à recevoir l'impression d'une médication nouvelle.

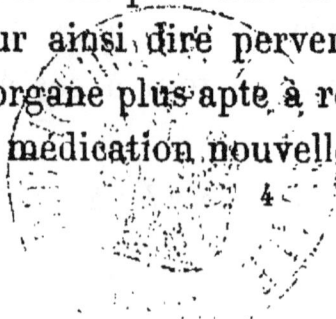

Dans la Syphilis, la médication sulfureuse n'attaque pas évidemment le virus morbide, principe de l'état diathésique, mais elle s'adresse aux lésions qui sont la conséquence de l'état constitutionnel, et souvent elle sert à démasquer des lésions nouvelles. Aussi, a-t-on considéré avec juste raison, selon nous, l'emploi des eaux sulfureuses comme un complément indispensable du traitement.

L'opinion des médecins des établissements thermaux paraît unanime sur ce point, et le docteur Lambron, dans son intéressant travail sur l'emploi des eaux de Bagnères-de-Luchon dans la Syphilis, est venu, par son expérience, confirmer les travaux de ses devanciers.

Ainsi la médication sulfureuse n'attaque dans son principe ni la Chlorose, ni la Syphilis; mais elle s'adresse dans ces maladies aux manifestations pathologiques dont la cause initiale doit être attaquée par une médication spéciale.

Dans la diathèse tuberculeuse, les choses se passent de la même manière. Les eaux sulfureuses sont impuissantes contre la formation du tubercule; seulement lorsqu'il est arrivé à la période de ramollissement, en raison de leur action spéciale sur les voies respiratoires, ces eaux en facilitent l'élimination.

Qu'arrive-t-il en effet dans cette circonstance ? Il existe des tubercules au premier degré ; la partie avoisinante du poumon a subi un commencement d'altération ; il y a de l'engouement ou un état phlegmasique du tissu pulmonaire ou des bronches. Les eaux font justice de ces complications ; mais avant d'en arriver là, il faut passer par cet état intermédiaire subaigu, nécessaire. Or, ne peut-on pas craindre que cet état phlegmasique, en dépassant les prévisions, ne vienne s'ajouter à celui produit par le tubercule ?

Je ne rejette pas complétement l'emploi des eaux sulfureuses dans la première période, alors qu'existent ces complications ; mais lorsque le tubercule ne s'accompagne pas de ces divers états phlegmasiques, je crois plus prudent de n'avoir pas recours à la médication sulfureuse.

Dans la deuxième période, au contraire, tout a changé de face. Les symptômes généraux et

locaux se sont accrus, le tubercule s'est ramolli,
et l'on n'a d'espoir dans une amélioration véritable, ou dans un temps d'arrêt qu'autant que
la matière tuberculeuse est éliminée. A cette
période, au surplus, on peut oser davantage, et
l'excitation déterminée sur les voies pulmonaires entraîne une modification dans les produits de la sécrétion.

La médication sulfureuse me paraît donc ici
mieux indiquée, et plus appropriée, non-seulement à l'état local, mais encore à l'état général.

Il demeure bien entendu que je ne parle ici
que de tuberculisation limitée; et quand je
prétends que la médication sulfureuse me paraît
mieux s'appliquer à la période de ramollissement des tubercules, j'en excepte les cas où
les tubercules ramollis se sont frayé dans le
poumon des issues nombreuses. Ces cas se rap-
prochent d'ailleurs de ces phthisies à forme
aiguë dont la durée varie de trois mois à un an,
et pour lesquelles la médication thermale est
tout à fait impuissante.

Du reste, le docteur Andrieux, dont je ne

saurais trop invoquer le savoir et l'expérience,
tout en considérant la période de ramollissement comme une contre-indication, admet cependant la possibilité de l'administration des
eaux sulfureuses : — « S'il s'agit, ajoute-t-il, de
faciliter l'élimination d'un tubercule diffluent,
emprisonné dans une étendue circonscrite du
poumon, ou bien si l'on a affaire à des abcès
circonscrits résultant de pneumonie chronique.
Car, dit-il ensuite, l'abcès une fois vidé, les
malades guérissent. »

On peut, ce me semble, avoir le même espoir,
s'il s'agit d'une tuberculisation limitée.

Cette opinion est celle que soutenait Laën-
nec ; c'est aussi celle de Hufeland, Stokes, Lal-
lemand, et les autopsies nous ont prouvé que
les parois des excavations tuberculeuses débar-
rassées de leur produit pouvaient se rappro-
cher et se réunir au moyen d'un tissu cicatriciel,
qui cependant restait imperméable à l'air.

Quant à l'application des eaux sulfureuses
dans la troisième période, si elle peut être
tentée, c'est certainement en désespoir de cause.
Si, en effet, on parvient à modérer les sueurs,

la diarrhée et l'expectoration, ainsi qu'à relever les fonctions digestives, ce mieux n'est qu'un mirage trompeur.

Les contre-indications de l'usage des eaux sulfureuses se déduisent facilement de ce qui précède.

Je rappellerai, relativement à la forme de la phthisie, que la médication sulfureuse ne convient nullement aux individus d'un tempérament sanguin chez lesquels l'hémoptysie a été un des symptômes dominants; elle ne convient pas non plus à ces phthisiques dont le cœur est doué d'une trop vive excitabilité. Dans ces cas, en effet, en vertu de la stimulation que les eaux sulfureuses apportent dans la circulation, il serait à craindre de voir l'hémoptysie se renouveler, quelle que soit la discrétion avec laquelle les eaux aient été administrées.

TRAITEMENT

—

ADMINISTRATION DES EAUX.

Si, dans les affections chroniques de la poitrine autres que la phthisie, on peut sans inconvénient conseiller les eaux sulfureuses à une assez haute dose, il faut, au contraire, dans l'affection tuberculeuse, user d'une modération extrême. Les médecins qui pratiquent près des stations sulfureuses me paraissent unanimes sur ce point, et, si du temps de Bordeu les Eaux-Bonnes étaient conseillées à haute dose, il est plus que probable que le plus grand nombre des malades qui se rendaient à cette station étaient plutôt atteints de pneumonies ou de bronchites chroniques que de phthisies véritables. Il n'est pas étonnant de penser en effet qu'à cette époque les moyens d'investigation étant moins perfectionnés qu'ils ne sont aujourd'hui, nombre de médecins, et Bordeu lui-même, aient pu considérer comme phthisiques des sujets qui ne l'étaient pas. C'est l'opinion du docteur Andrieux, et la seule qui puisse expliquer cette réaction en faveur de la discrétion dans l'administration des eaux sulfureuses.

Quoi qu'il en soit, les eaux sulfureuses doivent être données à faible dose ; ordinairement, je prescris un quart de verre, et j'augmente graduellement la dose jusqu'à un verre ou deux dans les vingt-quatre heures. Lorsque l'on augmente la quantité d'eau, il faut avoir le soin de fractionner les doses, et de laisser entre elles un intervalle suffisant; les petites doses sont mieux supportées ; on peut davantage en apprécier les effets. On ne doit augmenter la quantité d'eau qu'autant que la tolérance est établie, et si l'on n'a pas obtenu le degré de stimulation nécessaire.

Comme on le voit, le traitement interne est des plus simples. Cependant, il demande une surveillance active de la part du médecin. Tantôt il constitue à lui seul toute la médication, tantôt il se présente des indications particulières et qu'il faut remplir.

Si l'on pense que le malade est dans un état qui exige le traitement externe ; si l'on veut essayer de rappeler à la peau une ancienne affection herpétique, des douleurs arthritiques ou un flux naturel, il faut employer soit les bains ou les demi-bains, soit les douches.

Si la complication catarrhale est dominante, on se trouvera bien des douches sur la partie postérieure de la poitrine et sur les membres inférieurs.

Chez les femmes, la tuberculisation est souvent accompagnée soit de dysménorrhée, soit d'aménorrhée. M. Louis a constaté que la suppression des règles arrivait le plus souvent à la période moyenne de la maladie. Lorsqu'il n'existe pas de contre-indication, j'emploie pour régulariser ou rappeler ce flux menstruel, les douches en arrosoir de moyenne force, d'une température modérée, sur la partie inférieure du corps; des bains de pieds à eau courante à 35 degrés centigrades; et, très-souvent, je suis parvenu par ce moyen à rappeler l'époque normale supprimée depuis plusieurs mois.

Cette réapparition des règles agit en général d'une manière favorable; la toux diminue d'ordinaire, les douleurs thoraciques sont moins vives. Elle influe également sur le moral des malades, et leur fait espérer de voir s'avancer le jour de leur guérison.

Les douches ont encore une autre action; c'est de mettre les malades, pendant le temps que dure la projection de la douche, dans une atmosphère sulfureuse. De la sorte il y a deux actions bien distinctes : une révulsion énergique sur la peau, et une véritable inhalation sulfureuse.

Tels étaient les moyens dont j'ai disposé jusqu'en 1863 pour traiter la phthisie et les maladies qui l'accompagnent le plus ordinairement. A cette époque je pouvais regretter de ne pas avoir à ma disposition une salle d'inhalation, je n'ai plus rien à envier aujourd'hui. La salle d'inhalation d'Enghien peut être à bon droit proposée pour modèle, ainsi que l'établissement tout entier (1).

(1) La proximité de Paris et les communications faciles au moyen du chemin de fer permettent à certains malades de suivre, sans fatigue, leur traitement à Enghien, et de revenir à Paris se livrer à leurs occupations ordinaires.

J'ai pu, depuis 1863, étudier les effets de l'inhalation sulfureuse dans les maladies des organes respiratoires.

J'ai signalé, dans une autre publication (1), les résultats favorables que j'avais obtenus de l'atmosphère pulvérisée dans le traitement de la tuberculisation pulmonaire. Je considère ce nouveau mode d'administration des eaux sulfureuses comme essentiellement favorable à la cure de certaines phthisies à forme hémoptoïque par exemple, dans lesquelles, soit par défaut de tolérance, soit par toute autre cause, il eût été dangereux d'employer l'eau d'Enghien en boisson.

En effet, l'atmosphère pulvérisée, par son action sédative sur la constitution, permet au médecin d'administrer l'eau sulfureuse même en cas d'hémoptysie ou de maladie du cœur concomitante, à la condition toutefois, pour cette dernière, qu'elle se traduise par une

---

(1) *Traitement curatif des maladies des voies respiratoires par les Eaux sulfureuses d'Enghien employées sous la forme de pulvérisation.*

suractivité fonctionnelle et une exagération dans les battements.

Mais c'est surtout dans les affections catarrhales des voies aériennes, telles que la bronchite, la pharyngite, la laryngite, dans les engorgements pulmonaires, dans les pneumonies chroniques, que la pulvérisation trouve ses plus heureuses applications. Les effets en sont maintenant si appréciables pour chacun, que, chaque saison, je vois augmenter le nombre de ceux qui viennent demander à la salle d'inhalation d'Enghien sinon une guérison infaillible, toujours du moins une amélioration à leurs maux (1).

La durée de la saison thermale pour les phthisiques est extrèmement variable; elle se subordonne à la manière dont les eaux ont été tolérées, à la modification apportée dans l'état pathologique. N'oublions jamais qu'il ne faut point se bâter de résoudre les engorgements existants, dans la crainte de dépasser le

(1) A défaut de la salle d'inhalation, les malades doivent se servir de l'appareil pulvérisateur.

degré de stimulation nécessaire. Aussi est-il
quelquefois utile de suspendre le traitement
pour le reprendre ensuite : c'est pour cette raison que je n'admets pas de durée fixe dans le
traitement. A ceux-ci quinze jours pourront
suffire, tandis que ceux-là n'obtiendront d'effets
sensibles qu'après plusieurs semaines de traitement.

Je crois avoir établi qu'il ne faut pas voir
dans la médication thermale sulfureuse un
agent spécifique contre la tuberculisation pulmonaire ; mais, en dehors de cette spécificité, il
existe une action toute spéciale sur les maladies qui compliquent l'évolution tuberculeuse,
et sur le tubercule lui-même lorsqu'il est arrivé à sa période de ramollissement. Indépen-
damment de cette action toute locale sur l'appareil pulmonaire, il en est une autre plus
générale qui tend à mettre l'organisme dans
des conditions telles que la maladie peut être
arrêtée dans sa marche, et cela souvent pour
un temps assez long qui permette franchement
de considérer ce temps d'arrêt comme une guérison.

Telle est la puissance de la médication sulfureuse dans la phthisie : elle est assez grande
pour raviver l'espoir chez le médecin et chez
le malade, à la condition toutefois qu'elle soit
employée en temps opportun, et suivant les
indications que nous avons posées.

Les faits qui ont servi de base à ce travail
reposent sur un nombre considérable d'observations recueillies à Enghien pendant une période de dix-huit années.

Dans la plupart des cas de phthisie au premier degré, j'ai constaté une amélioration no-
table qui portait à la fois et sur l'état général
et sur les maladies concomitantes.

Sur un très-grand nombre de cas de phthisie
au deuxième degré, j'ai pu constater également
une amélioration considérable ; ainsi les signes
physiques, qui, avant l'administration des eaux,
consistaient en matité, résonnance de la voix,
bronchophonie, pectoriloquie, râle humide,
étaient, par le fait du traitement, transformés en
râles secs ; et là où la matité existait la sonorité
avait reparu et, s'il y avait encore de la résonnance, la voix avait repris son timbre normal.

Souvent aussi j'ai constaté la disparition complète de tous signes stéthoscopiques, coïncidant avec une telle apparence de retour à la santé que j'ai dû croire à la guérison.

Les faits cliniques sur lesquels je me suis appuyé sont nombreux. Les résultats ont été si constants que je ne puis m'empêcher de leur accorder une grande valeur, et d'en tirer les conclusions suivantes.

1° La médication sulfureuse d'Enghien a une influence réelle, efficace, contre les maladies qui compliquent la tuberculisation pulmonaire. Œdème, engouement, pneumonie chronique, état catarrhal, tels sont les états morbides susceptibles de disparaître par l'action des eaux sulfureuses (1).

Ceci vient d'être de nouveau confirmé par les observations de mon collègue M. le docteur Pidoux, qui signale dans l'action des Eaux-Bonnes une influence analogue à celle que je

(1) Voir l'*Union médicale*, n° 65, 1867, page 375. Pidoux, *Fragments sur la pneumonie, l'hémoptysie et la fièvre des phthisiques considérées en elles-mêmes et dans leurs rapports avec les Eaux-Bonnes.*

reconnaissais dès 1858 aux eaux d'Enghien sur les maladies qui accompagnent ou qui compliquent la tuberculisation pulmonaire.

2º En raison de l'action spéciale des eaux d'Enghien sur les voies respiratoires, elles me paraissent devoir être employées avec plus d'avantage dans la deuxième période de la phthisie que dans toute autre.

3º Enfin, les eaux d'Enghien ont d'autant plus d'action qu'elles s'adressent à des sujets d'un tempérament lymphatique ou scrofuleux.

TRAITEMENT CURATIF

DES

MALADIES DES VOIES RESPIRATOIRES

ET DES MALADIES DE POITRINE

PAR LES

EAUX SULFUREUSES D'ENGHIEN

EMPLOYÉES SOUS LA FORME DE PULVÉRISATION.

1º Prendre l'eau en boisson (Source du Roi) à doses graduées de 2 à 3 verres par jour avec ou sans addition de lait chaud ou de sirop pectoral.

2º Prendre de deux à quatre séances par jour de pulvérisation de vingt minutes chacune (eau de la source du Lac), à l'aide de l'appareil pulvérisateur dont la figure est à la page suivante.

Les guérisons nombreuses obtenues à Enghien dans la salle de Pulvérisation ne laissent plus aucun doute sur l'efficacité de ce mode de traitement (voir la notice spéciale sur le traitement curatif des maladies de la gorge).

Au moyen de l'appareil Pulvérisateur, on obtient chez soi, pendant l'hiver, des résultats analogues à ceux que l'on obtient dans la salle d'inhalation.

L'expérience a démontré que les malades qui ont suivi ce traitement ont été pleinement satisfaits.

FIGURE DE L'APPAREIL

Disposé spécialement pour le traitement à domicile des maladies des voies respiratoires par les Eaux sulfureuses d'Enghien pulvérisées.

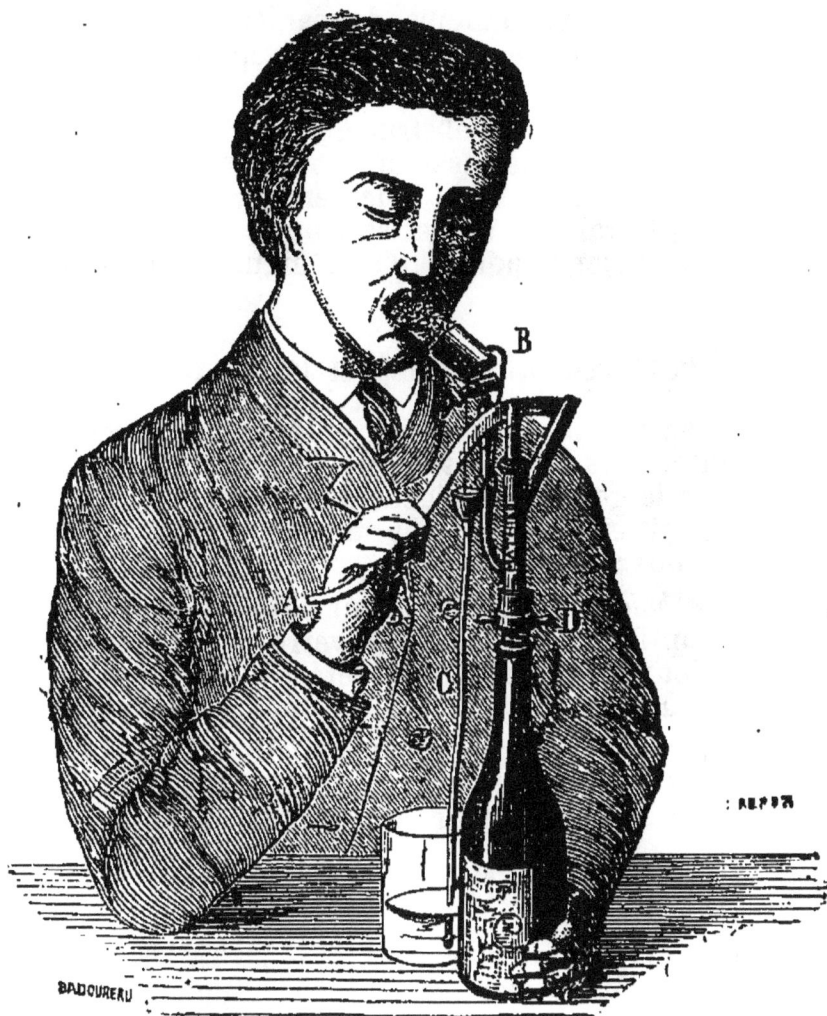

1° Instruction pratique pour l'usage de l'Appareil.

L'appareil se place sur la bouteille même, et y est fixé par un bouchon au travers duquel passe un tube élastique qui pénètre jusqu'au fond du flacon.

En faisant agir le levier A, le liquide est aspiré et projeté en poussière aussi fine qu'on peut le désirer. La grosseur du jet est réglée par le petit levier du tambour B, que l'on incline plus ou moins, de manière à diminuer ou à augmenter l'orifice qui donne passage au liquide projeté.

Si cet orifice venait à s'obstruer, il est facile de le nettoyer. Il suffit de dévisser un peu la clef du tambour, d'abaisser verticalement le levier régulateur; dans cette position, la rainure du jet se trouve à découvert et permet d'y passer la pointe d'une aiguille ou d'une épingle.

2° Pour bien boire et respirer les Eaux.

Les Eaux sulfureuses d'Enghien, — les plus efficaces des eaux minérales pour les cures des maladies de la poitrine et de la gorge, — exigent dans la manière de les prendre, soit en BOISSON, soit en RESPIRATION, quelques précautions :

1° Pour la *boisson*, non-seulement il ne faudrait pas les laisser trop longtemps dans le verre, mais il serait beaucoup mieux de ne pas les y verser et de les boire à même la bouteille.

2° Pour la *respiration*, on débouche la bouteille et on la bouche aussitôt avec le bouchon de l'appareil qui s'adapte à toutes les grandeurs du goulot.

3° Légende.

· La Bouteille. — **A** Levier à main. — **B** Tambour et ses accessoires, c'est-à-dire clef et levier régulateur des jets. — **C** Tube déversoir. — **D** Partie de l'appareil où se trouve la soupape.

PASTILLES SULFUREUSES
D'ENGHIEN

Les pastilles sulfureuses d'Enghien renferment les composés fixes résultant de l'évaporation des Eaux d'Enghien ; aussi cette nouvelle préparation est-elle appelée aux mêmes usages que les Eaux d'Enghien, à les suppléer, à en continuer l'action en dehors de la station thermale.

C'est ainsi que les Pastilles sulfureuses seront efficacement employées dans les affections catarrhales en général, pour combattre une sécrétion viciée, soit dans sa qualité, soit dans sa quantité ; elles seront surtout utiles dans les affections catarrhales des voies aériennes, telles que la Bronchite, la Pharyngite et la Laryngite.

Comme les Eaux d'Enghien, les Pastilles sulfureuses seront un modificateur puissant pour les personnes tourmentées par une affection rebelle de la peau, et comme elles aussi, elles combattent d'une manière efficace la dyspepsie qui accompagne généralement ces maladies (Eczéma, Acné, Pithyriasis).

Enfin, en raison des sels de chaux, de soude, de potasse, de magnésie et d'alumine que ces Pastilles renferment, elles s'adressent avec avantage à certains états physiologiques de l'intestin qui entraînent soit de la diarrhée, soit de la constipation.

Boîtes de 1 et 2 francs.

SOCIÉTÉ DES EAUX MINÉRALES D'ENGHIEN

PRIX
DE L'EAU MINÉRALE SULFUREUSE D'ENGIEN

CAISSE

de 50 bouteilles. **35** fr.	de 50 demi-bout. **30** fr.	de 50 quarts bout. **25** fr.

En sus de ces prix, 2 fr. pour caisse et emballage.

TRAITEMENT DES MALADIES DE LA GORGE
ET DES MALADIES DE POITRINE
PAR L'EAU SULFUREUSE D'ENGHIEN PULVÉRISÉE

40 francs

LA CAISSE CONTIENT :

1° L'appareil pulvérisateur; 2° 25 flacons (source du Lac); 3° notice et instruction.

A ENGHIEN
Au grand Établissement thermal.

Envoyer les sommes ci-dessus en mandats sur la poste ou sur Paris

---

DÉPOTS
DES EAUX SULFUREUSES D'ENGHIEN

A PARIS
Boulevard Montmartre, 22, Cie fermière de Vichy.
EN PROVINCE
Dans toutes les Succursales de la Cie de Vichy.

MODÉLE DE L'ÉTIQUETTE

apposée sur les bouteilles sortant du grand établissement thermal.

Eau Sulfureuse
de
ENGHIEN-LES-BAINS

CACHET
obligatoire
SUR CHAQUE ÉTIQUETTE

THERMES D'ENGHIEN

(Chaque bouteille doit être revêtue du cachet ci-contre et
scellée de la capsule qui en assurent l'authenticité.)

Eau Sulfureuse
de
ENGHIEN-LES-BAINS

MODÈLE
de la capsule
SCELLANT LA BOUTEILLE

ENGHIEN

ADMINISTRATION
à Enghien-les-Bains
(SEINE-ET-OISE)

Pastilles Sulfureuses
de
l'Établissement thermal
D'ENGHIEN

ADMINISTRATION
à Enghien-les-Bains
(SEINE-ET-OISE)

Chem. de fer du Nord

Vingt minutes
DE PARIS

SOURCE DU ROI LOUIS XVIII.

Imprimé par Charles Noblet, rue Souffot, 18.